T. Karthikeyan

Tratamento fisioterapêutico NDT Bebés

T. Karthikeyan

Tratamento fisioterapêutico NDT Bebés

Fisioterapia

ScienciaScripts

Imprint

Any brand names and product names mentioned in this book are subject to trademark, brand or patent protection and are trademarks or registered trademarks of their respective holders. The use of brand names, product names, common names, trade names, product descriptions etc. even without a particular marking in this work is in no way to be construed to mean that such names may be regarded as unrestricted in respect of trademark and brand protection legislation and could thus be used by anyone.

Cover image: www.ingimage.com

This book is a translation from the original published under ISBN 978-620-6-77120-3.

Publisher:
Sciencia Scripts
is a trademark of
Dodo Books Indian Ocean Ltd. and OmniScriptum S.R.L publishing group

120 High Road, East Finchley, London, N2 9ED, United Kingdom
Str. Armeneasca 28/1, office 1, Chisinau MD-2012, Republic of Moldova, Europe
Printed at: see last page
ISBN: 978-620-7-72487-1

Dr.T.Karthikeyan, MPT, Doutoramento, D.SC (Reabilitação Médica)
(Aptidão física, testes físicos, especialista em prescrição)
(Académico proeminente, investigador, educador Reabilitação & Cuidados funcionais),
Professor Associado/Chefe /
Antigo reitor/presidente
(Fisioterapia/Farmácia/Departamento de Assistência aos Estudantes)
Universidade de Gurugram
Sector 51
Jardim Mayfield
Gurugram-122003
Haryana
Índia
Telemóvel: - +91-9448343356,
Correio eletrónico:- karthik_77in@yahoo.co.in
dr.t.karthikeyan@gurugramuniversity.ac.in,
drkarthiknimhans@gmail.com

ÍNDICE DE CONTEÚDO

RECONHECIMENTO

Antes de mais, gostaria de agradecer a **Deus Todo-Poderoso** pela Sua orientação ao longo da minha carreira. Este projeto foi uma grande experiência de aprendizagem para mim.

Dinesh Kumar, Hon VC, meu guia académico e modelo, pelo seu apoio oportuno, orientação constante e encorajamento inabalável ao longo do meu estudo.

Expresso a minha sincera gratidão ao **Prof. S.C Kundu** , Professor, guia DAA, pelo seu apoio administrativo constante ao longo do meu estudo.

Expresso a minha sincera gratidão ao **Dr. Dr. Rajiv Kumar Singh**, Conservador, guia, pelo seu constante apoio administrativo ao longo do meu estudo.

Tenho o dever de agradecer sinceramente à minha amada esposa, **Sra. Krishna Veni**, aos meus filhos **Sai Ghayathri K**, aos meus pais e à minha sogra pelo seu amor, apoio, motivação e orações que tornaram esta jornada abençoada.

Os meus agradecimentos especiais e sinceros aos meus sujeitos, pelo seu precioso tempo e apoio, sem os quais este estudo não poderia ter sido bem sucedido.

INTRODUÇÃO

Nos seres humanos, **o nascimento pré-termo** é o nascimento antes do período gestacional completo (37 semanas); um bebé "prematuro" é aquele que ainda não atingiu o nível de desenvolvimento fetal que geralmente permite uma vida fora do útero. Vários sistemas de órgãos amadurecem entre 34 e 37 semanas no feto humano normal, e o feto atinge a maturidade adequada no final deste período.

O nascimento prematuro é um dos principais problemas que se colocam atualmente. Os bebés prematuros têm menos hipóteses de sobreviver, o que se deve a deficiências motoras, cognitivas e sensoriais.[1]

Um relatório de 2007 do Instituto de Medicina sublinha que o nascimento pré-termo conduz a muitas condições complexas que são causadas por múltiplos genes; interacções ambientais e conduz ao nascimento antes das 37 semanas de gestação. As complicações neonatais conduzem a uma taxa mais elevada de instabilidade do desenvolvimento neurológico.

Está bem documentado que existe um risco acrescido de paralisia cerebral devido à prematuridade. Estudos recentes destacam a amplitude e a gravidade dos défices cognitivos, sensoriais, linguísticos, visuaisperceptivos, de atenção e de aprendizagem em crianças muito prematuras. Os estudos de neuroimagem também ajudam a identificar factores de risco perinatais. Por conseguinte, o acompanhamento do desenvolvimento neurológico dos ensaios em unidades de cuidados intensivos neonatais oferece o potencial para melhorar efetivamente a

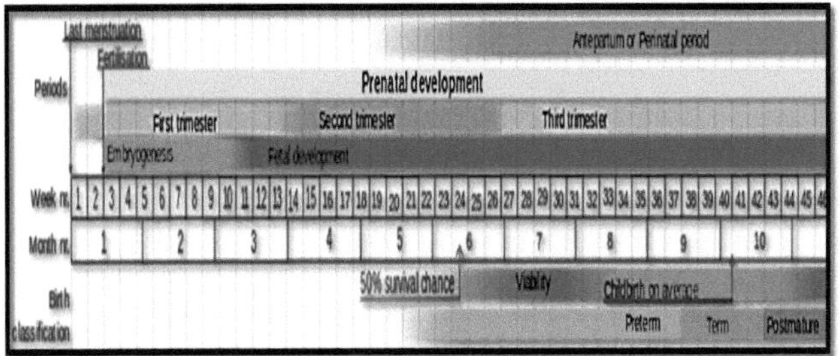

nossa compreensão da forma como o cérebro dos prematuros se desenvolve, é lesado e recupera das lesões. Um melhor conhecimento/compreensão do que influencia os resultados do neurodesenvolvimento é a chave principal para o desenvolvimento de melhores estratégias de tratamento.[2-4]

O gráfico acima descreve o crescimento de um feto e as suas várias complicações devido às diferentes fases do parto.

Os sinais comuns observados na prematuridade incluem:

- Lanugo (pelo do corpo)

- Padrões respiratórios anormais

- Clítoris aumentado

- Síndrome da angústia respiratória neonatal

- Pneumonia

- Diminuição do tónus muscular e da atividade do que os bebés de termo

- Dificuldade em sugar e engolir
- Baixo peso à nascença

- Os órgãos genitais são pequenos, macios e suaves.

- Cartilagem auricular macia e flexível

- Pele fina, lisa e brilhante.

Existe uma sobreposição significativa entre o nascimento pré-termo e a prematuridade. Normalmente, os bebés pré-termo são prematuros e os bebés de termo são totalmente maduros. E esta prematuridade pode ser reduzida em pequena escala através da utilização de certos medicamentos que aceleram a maturação do feto e m maior escala, prevenindo assim o nascimento pré-termo.

Algumas condições médicas crónicas tendem a complicar a gravidez e requerem atenção médica para reduzir o risco para a mãe e o filho. Estas incluem hipertensão, diabetes, toxemia, disfunção da tiroide, distúrbios renais, doenças cardíacas congénitas e problemas respiratórios.

DESEMPENHO MOTOR EM BEBÉS PREMATUROS:

Normalmente, o bebé usa o movimento para comunicar e interage fisicamente com objectos ou pessoas, mudando posturas, entretendo-se com movimentos em resposta a exigências ambientais e para se reconfortar. Assim, os bebés exibem normalmente movimentos activos normais, necessários para um desenvolvimento percetivo ótimo, que se atrasa nos bebés nascidos prematuramente.[6,7.]

Assim, as crianças nascidas prematuramente apresentam resultados de desempenho motor mais baixos do que os bebés nascidos de termo. Os bebés com defeitos no sistema nervoso central têm mais hipóteses de desenvolver um mau resultado motor[8] . A incidência de paralisia cerebral é 25 a 30 vezes superior em bebés com peso à nascença inferior a 1500g.[9]

A evolução das unidades de cuidados neonatais de alta tecnologia foi estabelecida para o problema emergente dos bebés de alto risco. Os cuidados neonatais estão a tornar-se mais importantes para estas crianças.

O fisioterapeuta foi incorporado como membro regular da UCI neonatal. Ajudam a estimular os reflexos, promovem a função motora e proporcionam uma estimulação precoce.

O objetivo deste estudo foi avaliar a eficácia do tratamento neurodesenvolvimental administrado a bebés nascidos com menos de 35 semanas de idade gestacional que apresentam um desenvolvimento motor aberrante.

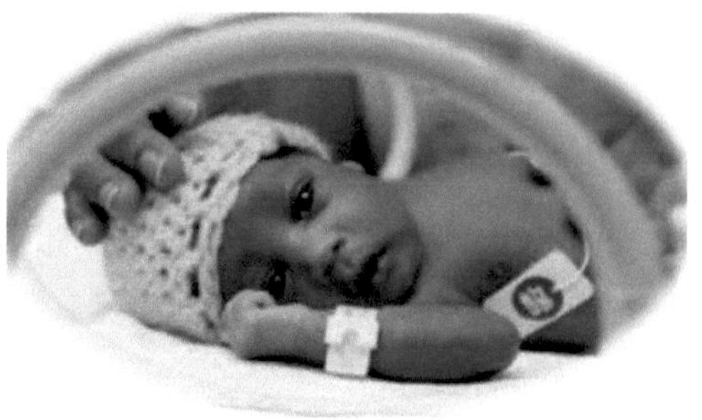

TERAPIA DO NEURODESENVOLVIMENTO

O tratamento do neurodesenvolvimento (TND) é amplamente utilizado pelos clínicos quando trabalham com crianças diagnosticadas com disfunção neurológica, como paralisia cerebral, bebés de alto risco/baixo peso à nascença ou traumatismo crânio-encefálico.

No **Tratamento do Neurodesenvolvimento (NDT)**, o controlo postural é a base fundamental sobre a qual os bebés começam a desenvolver as suas capacidades. Os pacientes submetidos a este tratamento acabam por aprender a controlar as posturas e os movimentos, progredindo depois para outros mais difíceis. Os terapeutas analisam determinadas posturas e movimentos e procuram quaisquer anomalias durante os testes, tais como padrões de movimento anómalos comuns que incluem padrões de sinergia obrigatórios. Estes padrões podem ser descritos como o processo de aprendizagem de um movimento isolado de um determinado membro, mas que desencadeia a utilização de outros músculos não envolvidos para conseguir o movimento.

Os bebés prematuros parecem beneficiar mais da intervenção que visa imitar o ambiente intrauterino, como a intervenção NIDCAP. Após a idade de termo, a intervenção através de programas de desenvolvimento específicos ou gerais tem um efeito positivo no desenvolvimento motor[10-14]

1.1   OBJECTIVO DO ESTUDO

Estudos anteriores revelaram que a estimulação mínima provocaria boas respostas neurocomportamentais na unidade de cuidados intensivos neonatais (UCIN). Alguns outros estudos indicam que o posicionamento e os cuidados especiais de enfermagem melhoram o ganho de peso em bebés pré-termo. O objetivo deste estudo foi avaliar a eficácia de um protocolo de tratamento neurodesenvolvimental concebido para melhorar o controlo motor em bebés nascidos prematuramente e com elevado risco de deficiência de desenvolvimento.

1.2   DECLARAÇÃO DO PROBLEMA

Para além dos cuidados de enfermagem normais e do posicionamento em bebés prematuros, existe um atraso no desenvolvimento motor do bebé. Por isso, o estudo tem como objetivo descobrir a EFICÁCIA DO PROTOCOLO DE TRATAMENTO NEURO-DESENVOLVIMENTAL PARA MELHORAR O CONTROLO MOTOR EM BEBÉS PRÉTERMO.

1.3   OBJECTIVOS DO ESTUDO

Descobrir a eficácia de um programa de Tratamento do Neurodesenvolvimento para melhorar o controlo motor em bebés pré-termo.

1.4   HIPÓTESE

Hipótese nula

Não existe uma melhoria significativa do controlo motor com o programa de Tratamento do Neurodesenvolvimento em bebés pré-termo".

I. REVISÃO DA LITERATURA

❖ **Martha C. Piper, V. Ildiko Kunos, Diana M. Willis, Barbara L. Mazer afirma que** o programa de fisioterapia precoce investigado neste estudo foi eficaz na alteração do padrão de desenvolvimento motor dos bebés de alto risco que participaram no ensaio.1986 pela Academia Americana de Pediatria.

❖ **Brown G.T.; Burns S.A.** confirmaram que os estudos que incluíam a utilização do NDT com bebés de alto risco/baixo peso à nascença apoiavam a utilidade do NDT com este grupo de clientes pediátricos. The British Journal of Occupational Therapy, Volume 64, Número 5, 1 de maio de 2001, pp. 235-244(10).

❖ **Campbell SK, Siegel E, Parr CA, et al** sugerem que um programa de intervenção precoce como o Neuro-Developmental treatment therapy ajuda a melhorar o controlo motor e postural em bebés pré-termo. JAMA. 2009;63:305-310

❖ **Lekskulchai R, Cole J** sugerem que o programa de intervenção NDT é suscetível de ter efeitos benéficos quando oferecido a uma população semelhante de bebés nascidos pré-termo. Aust J Physiother. 2001; 47(3):169-76.

❖ **Maria Ramsay, Kenneth M. Silver** sugerem que a intervenção da fisioterapia proporciona mais benefícios para melhorar o tónus em bebés pré-termo. Academia Americana de Pediatria; 21 de novembro de 2009.

❖ **Als H, Lawhon G, Duffy FH, McAnulty GB, Gibes-Grossman R, Blickman JG.** Confirma que os bebés prematuros com muito baixo peso à nascença podem beneficiar de cuidados de desenvolvimento individualizados na unidade de cuidados intensivos neonatais em termos de resultados médicos e de neurodesenvolvimento. JAMA. 1994 Sep 21; 272(11):853-8.

❖ **Cornill H Blauw-Hospers MSc, Mijna Hadders-Algra MD PhD** afirma que os bebés prematuros parecem beneficiar mais de intervenções que visam imitar o ambiente intrauterino, como a intervenção NIDCAP. Após a idade de termo, a intervenção através de programas de desenvolvimento específicos ou gerais tem um efeito positivo no desenvolvimento motor. . Developmental Medicine & Child Neurology13 FEV 2007.

❖ **Muriel Goodman, AlanD. Rothberg, JoyceE. Houston-Mcmillan** afirma que os bebés de alto risco apresentaram pontuações médias de neurodesenvolvimento mais elevadas ao longo do período de estudo e quocientes de desenvolvimento (QD) mais baixos ao fim de um ano do que os bebés normais. Nos grupos de risco, a terapia do neurodesenvolvimento alterou o padrão de desenvolvimento ou o resultado. Departamento de Fisioterapia e Pediatria, Universidade de Witwatersrand, Hospital de Joanesburgo, Reino Unido, 24 de setembro de 2003.

❖ **Betty R. Vohr, MD, Linda L. Wright, MD, Anna M. Dusick, MD, Lisa Mele, MS, Joel Verter, PhD** afirma que os bebés prematuros com baixo peso à nascença correm um risco significativo de anomalias neurológicas, atrasos no desenvolvimento e atrasos funcionais, tendo assim um fraco controlo motor e um atraso no desenvolvimento neurológico. 2000 Academia Americana de Pediatria 141:1188-1193

❖ **Lucas A, Morley R, Cole TJ** afirma que houve um resultado adverso no neurodesenvolvimento do controlo motor neonatal pré-termo, diminuindo assim os movimentos e podendo levar a um atraso no crescimento. BMJ. 1998; 297:1304-1308.

❖ **Bratzelon K.,** afirma que a escala de avaliação do comportamento neonatal é uma medida valiosa para avaliar o comportamento neonatal.1999;

❖ **Heidelise Als, PhD; Gretchen Lawhon, RN, PhD; Frank H. Duffy, MD** conclui que os bebés prematuros com muito baixo peso à nascença podem beneficiar de cuidados de desenvolvimento individualizados na unidade de cuidados intensivos neonatais em termos de resultados médicos e de neurodesenvolvimento. JAMA. 2004;272:853-858;

* **Hawthorne, J. (2005)** afirma que a Escala de Avaliação do Comportamento Neonatal (Neonatal Behavioural Assessment Scale) é utilizada para apoiar as relações pais-bebé e também para medir o padrão de comportamento do bebé. (6):213-18.

* **Richard A. Ehrenkranz, MDa, Anna M. Dusick, MD** afirma que as análises sugerem que a velocidade de crescimento durante a hospitalização na UCIN de um bebé com BPN exerce um efeito significativo, e possivelmente independente, nos resultados de neurodesenvolvimento e crescimento aos 18 a 22 meses de idade corrigida. 2006 pela Academia Americana de Pediatria.

* **Mandy B. Belfort, MD, MPHa, Sheryl L. Rifas-Shiman, MPHb, Thomas Sullivan, BMa, Comp Scc, Carmel T. Collins, RN, BSSc, PhD** estudaram o Neurodesenvolvimento do bebé pré-termo e após o termo afirmam que nos bebés pré-termo houve um aumento do ganho de peso, mas não proporcional ao comprimento, o que se deveu à melhoria do desenvolvimento na

estadia na UCIN. 2011 pela Academia Americana de Pediatria

* **Dubowitz L, Dubowitz V.** afirma que o Teste Motor Suplementar é uma medida fiável para medir o controlo motor de bebés prematuros. 2004.

* **Girolami GL.,** afirma que a terapia de tratamento neurodesenvolvimental ajuda a melhorar o controlo motor dos pacientes. 2007 Universidade do Norte da Califórnia.

* **Paludetto LG, Watkins MP. O estudo de Watkins,** que afirma que existe um desenvolvimento comportamental precoce em bebés pré-termo. Dev Child Neuro 1999;26:347-353.

II.   MATERIAIS E METODOLOGIA

3.1   PARTICIPANTES

Trinta bebés prematuros foram aleatoriamente designados para receber o protocolo de Tratamento do Neurodesenvolvimento duas vezes por dia durante 7 dias.

3.2   MATERIAIS

- Rolos de algodão
- Toalha
- Folha de recolha e registo de dados.

3.3   METODOLOGIA

a.   CONCEÇÃO DO ESTUDO

Este é um estudo com dois grupos. Um recebeu cuidados de enfermagem de rotina com posicionamento e o outro recebeu o protocolo de Tratamento do Neurodesenvolvimento. Os resultados foram comparados.

b.   CONTEXTO DO ESTUDO

O estudo foi efectuado na Unidade de Cuidados Intensivos Neonatais do Hospital Sri Ramakrishna, em Coimbatore.

c.   TÉCNICA DE AMOSTRAGEM

Amostragem aleatória conveniente.

d.   TAMANHO DA AMOSTRA

30 bebés pré-termo foram divididos em dois grupos de 15 crianças cada.

e.   **DURAÇÃO DO ESTUDO**

O estudo foi efectuado durante um período de 7 a 20 dias.

f.   **CRITÉRIOS DE SELEÇÃO**

Critérios de inclusão

- ❖ Idade gestacional inferior a 35 semanas

- ❖ Peso à nascença inferior a 1800 gm

- ❖ Internação na UTIN por no mínimo 7 dias

- ❖ Deve provas pelo menos pelo menos 3 dos os seguintes complicações médicas

- ❖ Pontuação de Apgar aos 5 minutos igual ou inferior a 5

- ❖ Hemorragia intraventricular documentada por ultra-sons

- ❖ Depressão do sistema nervoso central

- ❖ Asfixia

- ❖ Peso à nascença inferior a 1000 gm.

- ❖ Paragem respiratória

- ❖ Síndrome do desconforto respiratório

- ❖ Necessidade de ventilação mecânica

- ❖ Instabilidade térmica

Critérios de exclusão

❖ Anomalias genéticas

❖ Malformações congénitas

❖ Vírus da imunodeficiência humana.

❖ Hepatite B

❖ Peso à nascença superior a 2000 gms

h. **MÉTODOS DE RECOLHA DE DADOS**

Os sujeitos que preencham os critérios de seleção serão seleccionados para o estudo e será obtido o consentimento informado dos seus pais ou tutores. Todos os sujeitos serão divididos aleatoriamente em Grupo A (grupo de controlo) e Grupo B (grupo experimental).

Os indivíduos do Grupo A (grupo de controlo) receberão tratamento de rotina que inclui medicamentos, cuidados de enfermagem e posicionamento. O posicionamento inclui posições em decúbito ventral, deitado de lado, supino e sentado com apoio para facilitar o movimento e as posturas activas.

Os sujeitos do Grupo B (Grupo experimental) receberão o tratamento de rotina acima mencionado e, adicionalmente, o programa de tratamento neurodesenvolvimental. O programa de tratamento neurodesenvolvimental foi concebido para influenciar a capacidade do bebé de levantar a cabeça em decúbito ventral, levar as mãos à boca, manter a cabeça na linha média em posição supina e levantar e manter os braços e as extremidades inferiores contra a força da gravidade.

Em nenhum momento do estudo foi necessário interromper o tratamento devido a taquicardia, bradicardia, aumento ou diminuição da frequência respiratória, choro excessivo ou apneia.

Todos os sujeitos serão tratados no contexto do estudo com duas sessões de 15 minutos por dia durante 7 dias contínuos e o resultado será avaliado utilizando a Escala de Avaliação Comportamental Neonatal e o Teste Motor Suplementar para conhecer a eficácia antes e depois de 7 dias de estudo.

i. MEDIDAS DE RESULTADO

❖ Escala de avaliação do comportamento neonatal

❖ Teste motor suplementar.

j. Duração do tratamento

Duas sessões de tratamento de 12 a 15 minutos por dia durante 7 a 20 dias.

j. Análise estatística

Foi utilizado o teste t independente para comparar os dois grupos. As equações do teste t independente e

$$t = \frac{\bar{x}_1 - \bar{x}_2}{S}\sqrt{\frac{n_1 n_2}{(n_1 + n_2)}}$$

$$S = \sqrt{\dfrac{\sum (x_1 - \bar{x}_1)^2 + \sum (x_2 - \bar{x}_2)^2}{n_1 + n_2 -}}$$

Onde,

S = Desvio-padrão combinado.

$\bar{X}_1$ = Diferença entre o pré-teste e o pós-teste no Grupo A

x1 = Diferença média do Grupo A.

$\bar{X}_2$ = Diferença entre o pré-teste e o pós-teste no Grupo B

x2 = Diferença média do Grupo B.

n1 = Número de doentes no Grupo A

n2 = Número de doentes no Grupo B

III. TÉCNICAS DE TRATAMENTO

PROCEDIMENTO

O estudo consistiu em 2 grupos e o estudo foi efectuado durante 7 a 20 dias com duas sessões diárias de 12-15 minutos.

No grupo A (grupo de controlo), os indivíduos receberão tratamento de rotina que inclui medicamentos, cuidados de enfermagem e posicionamento.

O posicionamento inclui em decúbito ventral, de lado deitado, supine e posições sentadas apoiadas para facilitar o movimento e as posturas activas. **DEITADO DE LADO**

Ajuda a facilitar a respiração

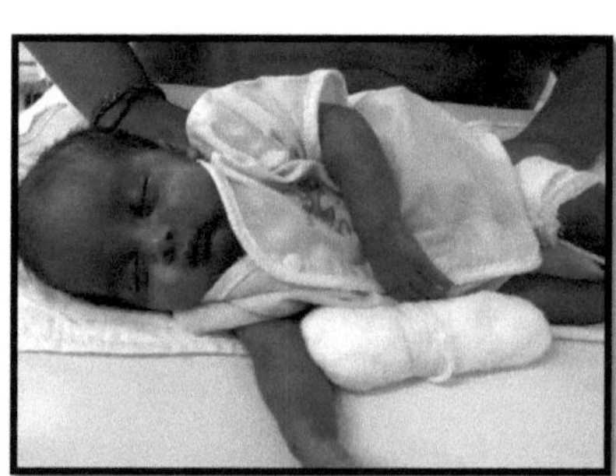

PROPENSÃO PARA MENTIR

Melhora o tónus e o controlo, mas não deve ser prolongado por u m longo período, pois há a possibilidade de um occipital proeminente.

Melhora a respiração.

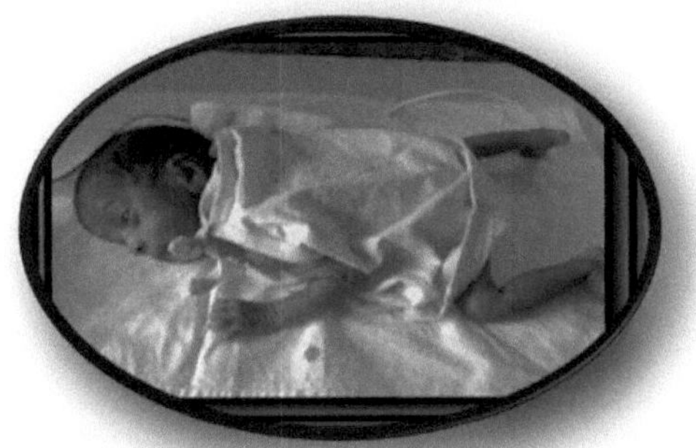

DEITADO EM DECÚBITO DORSAL

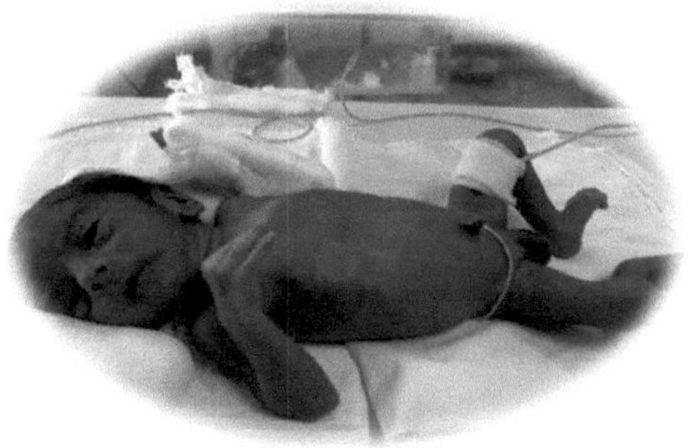

Ajuda a facilitar os movimentos, o contacto visual e a respiração.

Procedimento

Os indivíduos **do Grupo B** (Grupo experimental) receberão o tratamento de rotina acima mencionado e, adicionalmente, o programa de tratamento neurodesenvolvimental.

Este tratamento é efectuado em 4 posições. São elas: supina, prona e sentada.

EM DECÚBITO DORSAL:

- O tratamento é efectuado no colo do terapeuta.

- Cabeça na linha média - para alongamento da coluna cervical;

- Braços, ombros sobre o peito com depressão escapular e flexão do cotovelo

- Alongamento da coluna torácica e lombar;

- Pélvis ligeiramente afastada da superfície de apoio.

- Ancas, joelhos fletidos sobre o abdómen.

Actividades

1. Comprimir os ombros para ativar os flexores do pescoço, a parte anterior do peito, o ombro e o abdómen - aumentar a força e o controlo dos músculos anteriores do pescoço.

2. Comprimir horizontalmente os ombros para ativar os músculos anteriores do peito e dos ombros; ajudar o bebé a levar as mãos à boca.

3. Compressão para cima a partir da pélvis levantada com as pernas fletidas sobre o abdómen para ativar os músculos abdominais anteriores do pescoço e do peito - aumentar a força dos músculos abdominais.

4. Mudança de peso de um lado para o outro utilizando pequenos incrementos de movimento e permitindo que o bebé mantenha a cabeça e os braços sem ajuda.

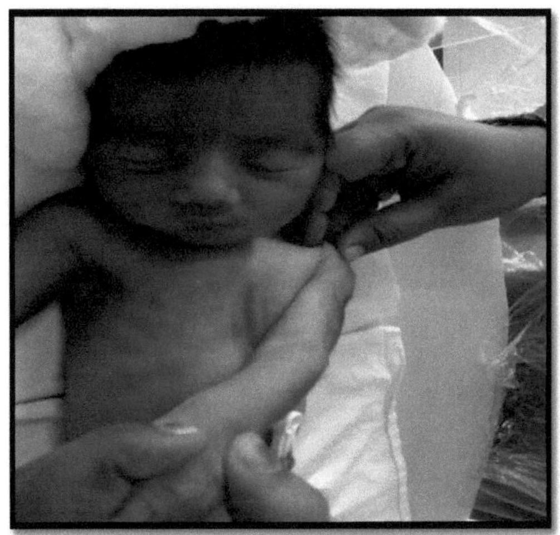

Objectivos

1. Estabilização do tronco para um movimento livre da cabeça.

2. Aconchegar o corpo para obter posições de conforto.

3. Passar da posição supina para a posição deitada de lado

4. Estabilização da cabeça na linha média.

5. Juntar as mãos para alcançar.

POSIÇÃO PRONA

O bebé será tratado ao colo do terapeuta ou isolado.

Com os braços em flexão de cada lado do queixo do bebé; a pélvis inclinada para trás com as ancas fletidas e os joelhos sob o abdómen.

Actividades

1. Comprimir os ombros para ativar os músculos extensores do pescoço e da parte superior das costas - aumentar a força e o controlo dos músculos extensores da parte superior das costas.

2. Comprimir horizontalmente os ombros para ativar os músculos anteriores do ombro e da escápula

3. Compressão combinada com alongamento de um lado e deslocação do peso sobre o lado alongado para facilitar a rotação da cabeça.

4. Apoio sob o abdómen para ativar os músculos abdominais.

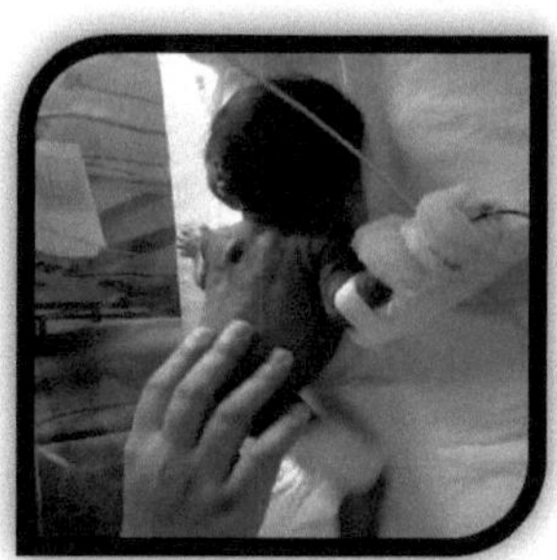

Objectivos

1.   Fase de desobstrução para respirar em posição de bruços

2.   Empurrar os antebraços para cima.

3.   Levar as mãos à boca para um posicionamento confortável.

4.   Rolar da posição de bruços para a posição supina

Sentado

- O tratamento é efectuado no colo ou na cama do terapeuta.

- Cabeça apoiada por trás para alongamento da coluna cervical.

- Costas direitas, alinhamento pélvico neutro.

- O bebé deve ser inclinado 10-15 graus para trás no espaço.

- Ligeira tração do tronco para cima para evitar o arredondamento das costas.

Actividades

1.   Compressão para baixo dos ombros para ativar os músculos anteriores do pescoço, do peito e do abdómen - aumentar a força e o controlo dos músculos do pescoço.

2.   Comprimir horizontalmente os ombros para ativar os músculos anteriores do ombro e do peito - levar as mãos à boca.

3.   Movimento da cabeça apoiada e do tronco ligeiramente para trás para ativar os músculos do pescoço e abdominais.

4.　Movimento da cabeça e do tronco apoiados lateralmente com alongamento do lado do tronco que suporta o peso, movimentos parciais de rotação.

Objectivos

1.　Manter a cabeça na posição vertical ajuda a controlar os braços para alcançar e agarrar.

2.　Manter os ombros relaxados, o tronco estendido e a cabeça controlada contra a gravidade para melhorar a força e o controlo dos músculos das costas.

3.　Estabilizar a cabeça em várias posições no espaço para olhar

DEITADO DE LADO

O bebé é tratado deitado de lado ou ao colo do terapeuta.

- Cabeça ligeiramente flectida para a frente com o queixo inclinado.

- Braços para a frente até à linha média.

- Alongamento da coluna torácica e lombar.

- Pélvis neutra, ancas e joelhos fletidos em direção ao abdómen.

Actividades

1.　Comprimir os ombros e manter a inclinação do queixo para ativar os flexores do pescoço, a parte anterior do peito, os ombros e o abdómen - aumentar a força e o controlo dos músculos anteriores do pescoço.

2. Balançar o bebé lentamente para trás para ativar os músculos anteriores do pescoço e do abdómen.

3. Comprimir horizontalmente através dos ombros para ativar os músculos anteriores do tórax e dos ombros; ajudar o bebé a levar as mãos à boca, juntas na linha média.

4. Ligeira elevação lateral da bacia para alongar o suporte de peso do lado e facilitar o rolamento, mantendo a posição de flexão para a frente da cabeça, do pescoço, do tronco e da bacia.

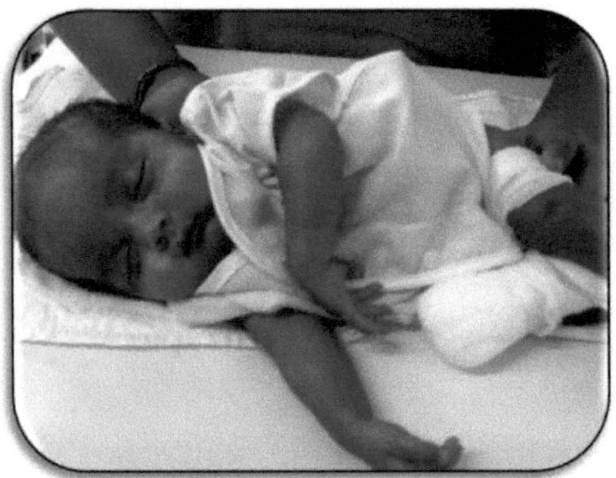

Objectivos

1. Manter uma posição confortável na posição deitada de lado.

2. Levar as mãos à boca

3. Ajuda a rolar e a empurrar para a posição sentada.
Em nenhum momento do estudo foi necessário interromper o

tratamento devido a taquicardia, bradicardia, aumento ou diminuição da

frequência respiratória, choro excessivo ou apneia.

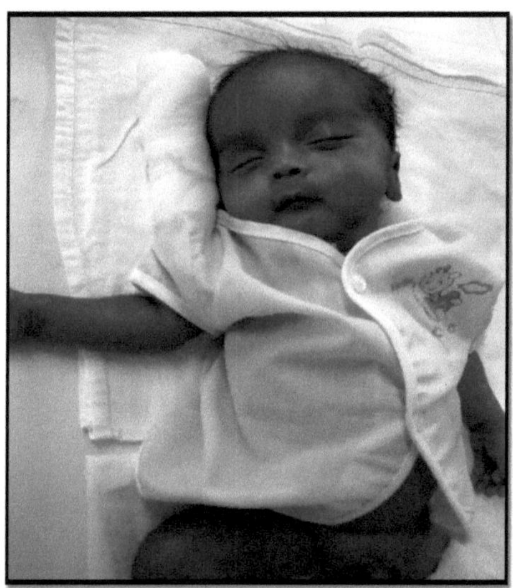

IV. ANÁLISE DE DADOS

Trinta bebés de termo foram seleccionados para o tratamento.

Foram divididos em dois grupos, cada grupo contendo quinze bebés.

Um grupo recebeu cuidados de enfermagem de rotina e

posicionamento e; O outro grupo recebeu o protocolo de Tratamento

Neuro-Desenvolvimental.

Os resultados foram medidos através de duas escalas e são :

* Teste motor suplementar;

* Escala de avaliação comportamental neonatal.

GRUPOS	GÉNERO	
	MACHO	FEMININO
CONTROLO	7	8
EXPERIMENTAL	6	9

TESTE MOTOR SUPLEMENTAR
GRUPO A

S.NO	PRÉ-TESTE	PÓS-TESTE	(X_1)	$\left(X_1 - \overline{X}_1\right)$	$(X_1 - \overline{X}_1)^2$
1	45	57	12	2.6	6.76
2	40	56	16	1.4	1.96
3	41	60	19	4.4	1 9.36
4	43	60	17	2.4	5.76
5	40	60	20	5.4	29.16
6	35	54	19	4.4	19.36
7	44	56	12	2.6	6.76
8	50	60	10	4.6	21.16
9	40	60	20	5.4	29.16
10	42	54	12	2.6	6.76
11	43	58	15	0.4	0.16
12	40	51	11	3.6	12.96
13	36	46	10	4.6	21.16
14	43	54	11	3.6	12.96
15	45	60	15	0.4	12.18

x₁ = 219
Média = 14,6

TESTE MOTOR SUPLEMENTAR
GRUPO B

S.NO	PRÉ-TESTE	PÓS-TESTE	(X_2)	$\left(X_2 - \overline{X_2}\right)$	$\left(X_2 - \overline{X_2}\right)^2$
1	30	60	30	9.5	90.25
2	32	62	30	9.5	90.25
3	25	42	17	3.5	12.25
4	42	66	24	3.5	12.25
5	40	58	18	2.5	6.25
6	34	52	18	2.5	6.25
7	38	58	20	0.5	0.25
8	47	67	20	0.5	0.25
9	33	66	33	12.5	156.25
10	46	60	14	6.5	42.25
11	44	56	12	8.5	72.25
12	28	48	20	0.5	0.25
13	36	54	18	2.5	6.25
14	28	50	22	1.5	2.25
15	42	54	12	8.5	72.25

x_2 = **308**
Média = 20,5
S = 5.26
t = 3.06

ENSAIO SUPLEMENTAR DO MOTOR

GRUPO A

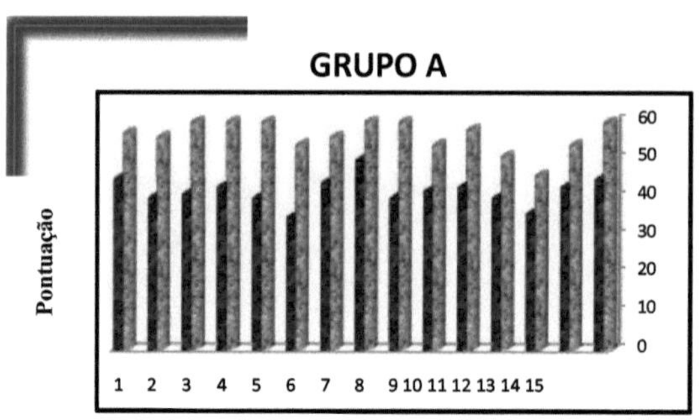

N.º de doentes

GRUPO B

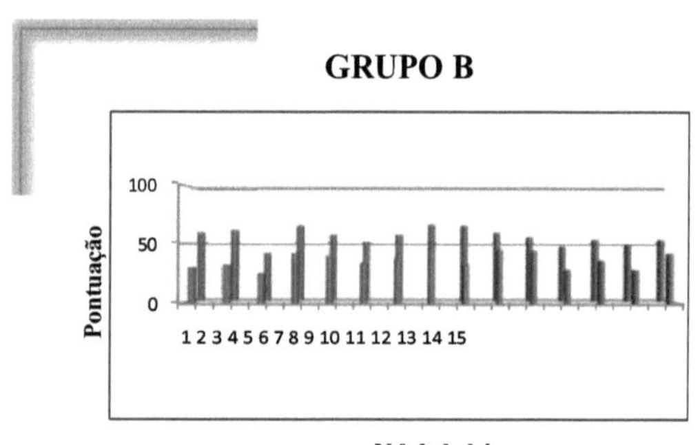

N.º de bebés

ESCALA DE AVALIAÇÃO MOTORA SUPLEMENTAR

Parâmetro	grupos	Média	Análise estatística	Valor "t" calculado	Valor de tabela
SMT	Grupo A	14.6	5.26	3.06	2.76
	Grupo B	20.5			

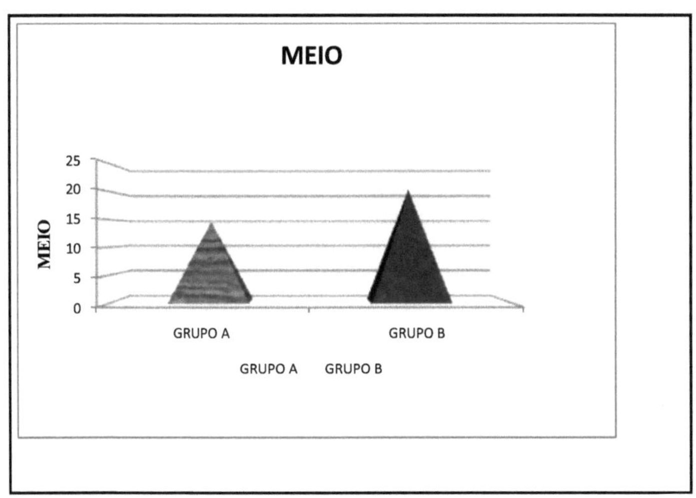

ESCALA DE AVALIAÇÃO DO COMPORTAMENTO

NEONATAL GRUPO A

S.NO	PRÉ-TESTE	PÓS-TESTE	X_1	$\left(X_1 - \overline{X}_1\right)$	$(X_1 - \overline{X}_1)^2$
1	64	70	6	0	0
2	55	67	12	6	36
3	73	80	7	1	1
4	61	67	6	0	0
5	59	66	7	1	1
6	65	71	6	0	0
7	60	64	4	2	4
8	62	67	5	1	1
9	66	69	3	3	9
10	41	47	6	0	0
11	64	70	6	0	0
12	55	60	5	1	1
13	61	66	5	1	1
14	59	63	4	2	4
15	60	68	8	2	4

$X_1 = 90$

$\overline{X}_1 = 6$

ESCALA DE AVALIAÇÃO DO COMPORTAMENTO

NEONATAL GRUPO B

S.NO	PRÉ-TESTE	PÓS-TESTE	X_2	$\left(X_2 - \overline{X_2}\right)$	$\left(X_2 - \overline{X_2}\right)^2$
1	63	75	12	3.94	15.52
2	59	64	5	3.06	9.36
3	60	65	5	3.06	9.36
4	59	67	8	0.06	9.36
5	43	51	8	0.06	9.36
6	61	71	10	1.94	3.76
7	56	62	6	2.06	4.24
8	46	52	6	2.06	4.24
9	40	55	15	6.94	48.16
10	39	47	8	0.06	9.36
11	36	45	9	0.09	0.008
12	43	54	11	2.94	8.64
13	61	66	5	3.06	9.36
14	55	61	6	2.06	4.24
15	51	58	7	1.06	1.12

$x_2 = 133$

$\overline{X_2} = 8.83$

$S = 2.72$

$t = 2.84$

ESCALA DE AVALIAÇÃO COMPORTAMENTAL NEONATAL

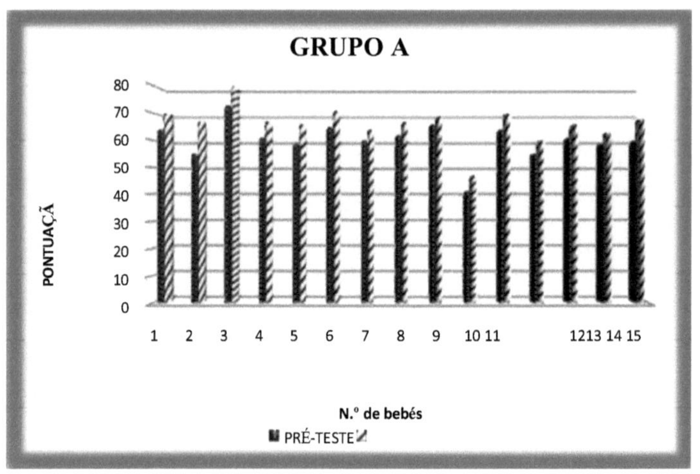

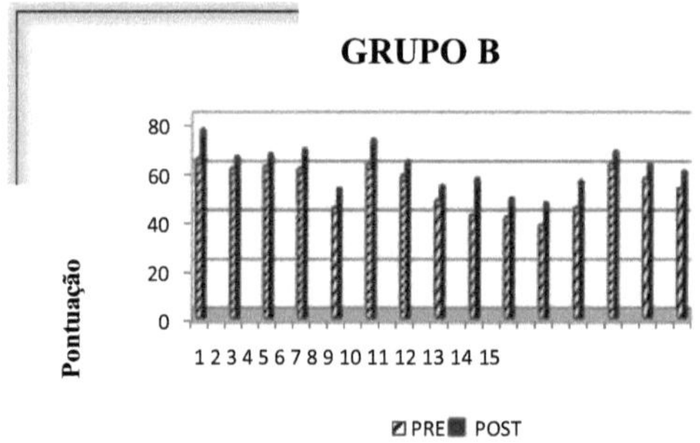

ESCALA DE AVALIAÇÃO COMPORTAMENTAL NEONATAL

Parâmetro	Grupos	Média	Análise estatística	Valor "t" calculado	Valor de tabela
NBAS	Grupo A	6	2.72	2.84	2.76
	Grupo B	8.83			

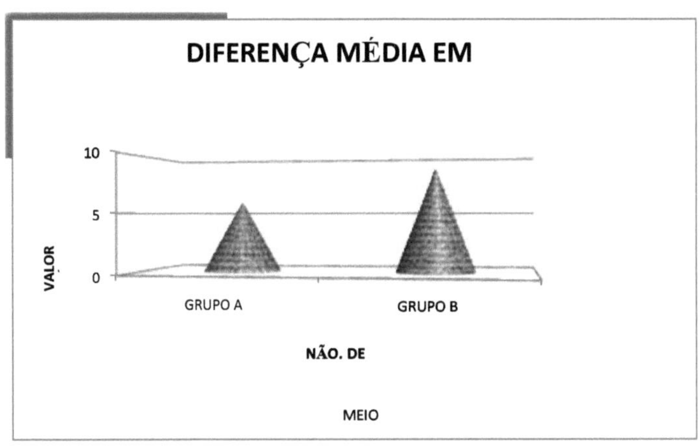

RESULTADOS

Neste estudo, os valores do pré-teste e do pós-teste foram obtidos através das escalas NBAS e SMT. Para a comparação dos grupos foi utilizado o teste t independente.

Ambas as escalas apresentaram um valor significativo em relação ao valor tabelado.

Valor **"t"** para SMT : 3,06 e

Valor **"t"** para NBAS: 2,84.

O valor tabelado para estas escalas, com 28 graus de liberdade e um nível de significância de 5%, é de 2,763.

Assim, verificou-se uma alteração significativa na escala SMT para o controlo motor e um ligeiro aumento na escala NBAS para o comportamento.

V.   DISCUSSÃO

O grupo de tratamento que recebeu Tratamento Neurodesenvolvimental ganhou mais controlo motor do que o outro grupo.

Trinta bebés de termo foram seleccionados para o tratamento. Foram divididos em dois grupos, cada grupo com quinze bebés.

Um grupo recebeu cuidados de enfermagem de rotina e posicionamento e o outro grupo recebeu o protocolo de tratamento neurodesenvolvimental.

Os resultados foram medidos por dois métodos: SMT e NBAS. A duração do tratamento foi de 7 dias.

Parâmetro	Grupos	Média	Valor "t" calculado	Valor de tabela
SMT	Grupo A	14.6	3.06	2.763
	Grupo B	20.5		

Parâmetro	Grupos	Média	Valor "t" calculado	Valor de tabela
NBAS	Grupo A	6	2.84	2.763
	Grupo B	8.83		

Bebés pré-termo no grupo de tratamento, pelo que contribuíram para o maior aumento de peso, potencialmente através de um menor gasto de energia.

De acordo com a análise estatística, os testes t independentes para o tratamento foram mais elevados do que para o outro grupo.

No SMT, o valor de t independente foi de 3,06, superior ao valor de 2,84 do NBAS.

Ao comparar ambas as escalas, verificou-se um aumento significativo na escala SMT (desenvolvimento motor) do que na NBAS (comportamento) com este protocolo de tratamento.

O valor t calculado foi de 3,04 em SMT ; 2,84 em NBAS e o valor t tabelado foi de 2,763 .

Por conseguinte, rejeitamos a hipótese nula e aceitamos a hipótese alternativa.

Há uma mudança significativa no controlo motor em bebés prematuros com tratamento neurodesenvolvimental".

LIMITAÇÕES E RECOMENDAÇÕES

Apesar de os bebés prematuros enfrentarem muitos desafios e provocarem muitas complicações, nem todos os domínios foram objeto de investigação. No nosso estudo, também temos algumas limitações e são apresentadas sugestões para o efeito.

LIMITAÇÃO

➢ O estudo foi limitado no tempo.

➢ Foi efectuado num pequeno número de disciplinas.

➢ Inclui apenas bebés pré-termo com 28-34 semanas de idade gestacional.

RECOMENDAÇÕES PARA ESTUDOS FUTUROS

➢ Podem ser efectuados mais estudos com uma amostra de maior dimensão.

➢ O mesmo tipo de estudos pode também ser utilizado com bebés de termo.

➢ Juntamente com a terapia neuro-desenvolvimental, outras técnicas como a voijta e a terapia de estimulação precoce podem ser acrescentadas para estudos posteriores.

VI CONCLUSÃO

De acordo com a análise estatística e a revisão da literatura, concluiu-se claramente que *o protocolo de tratamento neurodesenvolvimental* melhora o controlo motor dos bebés pré-termo.

Por conseguinte, a hipótese alternativa é aceite e há

"Existe uma melhoria significativa do controlo motor com o programa de Tratamento Neurodesenvolvimental em bebés pré-termo".

REFERÊNCIAS

1. **Girolami GL.,'** Evaluating the effectiveness of a Neuro-developmental treatment physical Therapy program to improve the motor control of high risk preterm infants'. Universidade da Carolina do Norte; 1987. Dissertação de mestrado.

2. **Saint - Anne Dargassies s.,** "Desenvolvimento neurológico do recém-nascido prematuro". Experta Medica 1977.

3. **Allen, Marilee C.,** ' Neurodevelopmental outcomes of preterm infants'2008 Lippincott Williams & Wilkins, In

4. **Betty R. Vohr, MD*, Linda L. Wright, MD‡, Anna M. Dusick, MD§, Lisa Mele, MS,** Neurodevelopmental and Functional Outcomes of Extremely Low Birth Weight Infants in the National Institute of Child Health and Human Development Neonatal Research Network, 1993-1994

5. **Mandy B. Belfort, MD, MPH[a] , Sheryl L. Rifas-Shiman, MPH[b] , Thomas Sullivan, BMa, CompSc[c] , Carmel T. Collins, RN, BSSc, PhD[d] ,** 'Infant Growth Before and After Term: Effects on Neurodevelopment in Preterm Infants'2011 by the American Academy of Pediatrics

6. **Maureen Hack, MB, ChB; Deanne Wilson-Costello, MD;**

Harriet Friedman, MA; Gerry H. Taylor, PhD; Mark Schluchter, PhD; Avroy A. Fanaroff, MB, BCh Neurodevelopment and Predictors of Outcomes of Children With Birth Weights of Less than 1000 g ;Arch Pediatr Adolesc Med. *2000;154:725-731.*

7. **Bertenthal BL, Campos JJ,** 'New directions in the study of early experience'. Child Dev, 1987; 58:560-567.

8. **Saigal S, Szatmari P, Rosenbarum P, et al.,** 'Cognitive abilities and school performance of extremely low birthweight children and matched control children at age 8 years: A regional study", J Pediatric. 1991; 18: 751 - 760.

9. **Campbell SK, Siegel E, Parr CA, et al.,** 'Evidence for the need to renorm the Bayley Scales of Infant Development based on the performance of a population-based sample of twelve month old infants'. Top Early Childhood special Ed. 1986;6(2):83-96.

10. **Papile L, Munsik-Bruno G, Schaefer A.,** 'Relationship of cereberal intraventricular hemorrhage and early childhood neurologic handicaps'. Paediatric 1983; 103:273-277.

11. **Martha C. Piper, V. Ildiko Kunos, Diana M. Willis, Barbara L. Mazer,** 'Early Physical Therapy Effects on the High-Risk

Infant: A Randomized Controlled Trial'.1986 pela Academia Americana de Pediatria

12. **Muriel Goodman,AlanD. Rothberg,JoyceE. Houston-Mcmillan, PeterA. Cooper, JenniferD. Cartwright, MaryAnne Van Der Velde,** 'Efeito da early Neurodevelopmental Therapy in normal and at-risk survivors of neonatal intensive care". 24 de setembro de 2003.

13. **Brown G.T.; Burns S.A.,** 'Efficacy of Neuro-Developmental treatment in Pediatrics: A systemic review". The British Journal of Occupational Therapy, Volume 64, Número 5, 1 de maio de 2001,

pp. 235-244(10)

14. **Lekskulchai R, Cole J.,** ' Effect of developmental program on motor performance in infants born preterm'. Aust J Physiother. 2001;47(3):169-76

15. **Als H, Lawhon G, Duffy FH, McAnulty GB, Gibes-Grossman R, Blickman JG,** 'Individualized developmental care for the very Low-Birth weight Preterm infant. Medical and Neurofunctional effects", JAMA. 1994 Sep 21;272(11):853-8

16. **Jorrit F. de Kieviet, MSc.,Jan P. Piek, PhD., Cornelieke S.**

Aarnoudse-Moens, MSc'Motor Development in Very Preterm and Very Low-Birth-Weight ChildrenFrom Birth to Adolescence:A Meta-analysis' 2009 American Medical Association.

LIVROS

17. Richard.E. Behrman, Hal.B.Jenson&Robert.M. Kliegman: Nelson text book of Paediatrics, 17ª edição, 2004

18. Dr. Mayoor K. Chheda: Aspectos práticos aspectos da Pediatria

    Livros Bhalani, 4ª edição, 2006

19. Roberta.B.Sheperd : Fisioterapia em pediatria, 3ª edição, 1995

20. Susan.K.Campbell: Fisioterapia terapia para crianças; W.B.Saunders, 1996

21. A.Parthasarathy& P.S.N. Menon: I A P Texto livro de pediatria: Irmãos Jay pee, 2ª edição, 2001

22. Nair M.K.C: Desenvolvimento da criança, livros Prism, 2000

23. Exame comportamental neonatal, Bratelezon 1999.

24. J.Viswanathan& A.B. Desai: Achar's text book of pediatrics: orient Longman, 2000

25. Jan Stephen Tecklin : Pediatric physical therapy: Lippincott Williams & Wilkins :1998,3ª edição

26. Illingworth: Development of the infant and young child :
Divisão médica do grupo Longman, 1987, 9ª edição

27. Elizabeth Holey & Eileen COOK: Therapeutic massage: W.B.
Saunders,

28. M.M. Shoukri& C.A. Pause :Statical methods for health sciences
:CRS press, 2nd edition, 1998

29. Kothari C.R.: Research methodology- Methods and techniques
(segunda edição revista); New age international publishers,2004

30. Gupta S.P: Statical methods: Sulthan Chand e filhos: 2000,8ª
edição

APÊNDICES

APÊNDICE I TABELA

DE AVALIAÇÃO NEONATAL

- Nome
- Idade
- Género
- Data de nascimento
- Endereço
- Ip/op não
- Circunferência da cabeça
- Peso à nascença
- Queixas principais
- História
    - Pré-natal
    - Natal
    - Pós-natal

    - História familiar

SOBRE A OBSERVAÇÃO

- Em decúbito dorsal
- Propenso
- Sentado
- De pé

MILESTRES

- Sorriso social (2 meses)

- Manutenção da cabeça (4 meses)

- Seguir com os olhos (5 meses)

- Prorrogação (6 meses)

- Gatinhar (7meses)

- Sentado (8 meses)

- Permanente(12 meses)

- Andar (15 meses)

AVALIAÇÃO DE REFLEXOS

Reflexos neonatais

1) Reflexos espinhais

- Colocação dos membros inferiores (B-6semanas)

- Colocação do membro superior (B-6 semanas)

- Marcha automática (B-6 semanas)

- Flexor com gavinha (28 semanas-2 meses)

- Impulso extensor cruzado (28 semanas-2 meses)

- Sucção (B-7 meses)

- Enraizamento (B-4mnths)

- Deglutição (B-7meses)

-   Moro's (28 semanas-5 meses)

-   Starle (B-persiste)

-   Preensão palmar (B-6 meses)

-   Preensão plantar (28 semanas-10 meses)

2) Reacções automáticas

-   Reflexo de Landau (6 meses-15 meses)

-   Incursão do tronco de Gallant (B- 3 anos)

-   Reaçáo do para-quedas

3) Reflexos do tronco cerebral ou reflexos
    tónicos

-   ATNR (B- 6 meses)

-   STNR (4 meses-12 meses)

-   TLR (B-6 meses)

-   Reacções de apoio positivas (B- 6 meses)

-   Reacções de apoio negativas

4) Reacções mesencefálicas ou reflexos
    posturais

-   Endireitamento ótico (2 meses - persiste)

-   Labiríntico (2 meses-persiste)

-   Endireitar o corpo sobre o corpo (4 meses-
    5 anos)

-   Corpo a endireitar-se na cabeça (B-5 anos)

-       Dolls eye(B-2wks)

5)   Reacções corticais

•   Equilíbrio e equilíbrio

a.   Em fase de preparação (6 meses - persiste)

b.   Em supino (7 meses - persiste)

c.   Em sessão (7 meses - persiste)

d.   Em pé (12 meses - persiste)

NO EXAME

❖   PONTUAÇÃO DO APGAR

A- Aspeto

 P- Frequência de pulso

G- Grimace

A- Atitude do membro

R- Frequência respiratória Pontuação total - 10

❖   Funções superiores

•   Audição

•   Visão

•   Discurso
❖   Avaliação motora

➢   Tom

Certo	Esquerda
Membro superior	Membro superior
Membro inferior	Membro inferior

> Amplitude de movimento

Certo	Esquerda
Membro superior	Membro superior
Membro inferior	Membro inferior

> Reflexos

• Reflexos tendinosos profundos

Certo	Esquerda
Membro superior	Membro superior
Membro inferior	Membro inferior

• Reflexos superficiais

> Controlo voluntário

> Deformações/ contraturas/ rigidez
> Discrepância do comprimento dos membros

• Comprimento real

- Comprimento aparente

- Funções da mão

  Funções do intestino e da

  bexiga Deficiência associada

  Observações

  Fisioterapia - Objectivos e gestão

I. Itens observados

S.NO	ITENS	SCORE			
		0 (Ausente)		2(Presente)	
		Pré	Corr eio	Pré	Corr eio
1	Cabeça na linha média durante 5 segundos				
2	Virar a cabeça da direita para a esquerda				
3	Virar a cabeça da esquerda para a direita				
4	Mãos juntas				
5	Mão esquerda à boca				
6	Mão direita à boca				
7	Mão direita aberta				
8	Mão esquerda aberta				
9	Inclinação pélvica				
10	Anca flexão com rotação/abdução neutra				
11	Rotação da anca da direita para a esquerda (em decúbito ventral)				
12	Virar a anca da esquerda para a direita (em decúbito ventral)				
13	Levantar a cabeça durante 5 segundos (em decúbito ventral)				
14	Rolar para a direita				
15	Rolar para a esquerda				

	TOTAL					

Pontuação total nos itens observados:

II. ITENS TESTADOS (ELICITADOS):

S.N.	ITENS	PONTUAÇÃO				
		0	1	2	3	4
1.	Endireitamento do pescoço neonatal para a direita					
2.	Pescoço neonatal a endireitar-se para a esquerda					
3.	Cabeça na linha média (mãos apoiadas no peito)					
4.	Cabeça na linha média com estimulação visual					
5.	Manter as mãos na linha média					
6.	Flexão anti-gravidade da anca e do joelho					
7.	Pescoço esticado em posição sentada apoiada					
8.	Flexionar o pescoço em posição sentada apoiada					
9.	Virar a cabeça para o som à direita					
10.	Virar a cabeça para o som à esquerda					
11.	Elevação da cabeça em decúbito ventral					
12.	Flexão do braço a partir da extensão posição de decúbito ventral					
	TOTAL					

Pontuação total nos itens elicitados:

PONTUAÇÃO TOTAL DO TESTE MOTOR

SUPLEMENTAR: CRITÉRIOS DE PONTUAÇÃO

0-   **AUSENTES**

1-   **DIMINUÍDO**

2- **NORMAL**

3- **EXAGERADO**

4- **ABNORMAL**

APÊNDICE III
FOLHA DE PONTUAÇÃO DA ESCALA DE AVALIAÇÃO
COMPORTAMENTAL NEONATAL

S.NO	Habituação	9	8	7	6	5	4	3	2	1
1	Dec. de resposta à luz									
2	Resposta dec. para chocalhar									
3	Resposta dec. à campainha									
4	Res. dec. para sonda de pé									
	Total									

S.NO	Social-Interativo	9	8	7	6	5	4	3	2	1
1	Animação visual									
2	Anim. visual e auditivo									
3	Visual inanimado									
4	Inanimados visuais e auditivos									
5	Inanimado auditivo									
6	Animação auditiva									
7	Alerta									
	Total									

S.NO	Sistema motor	9	8	7	6	5	4	3	2	1
1	Tom geral									
2	Maturidade do motor									
3	Puxar para sentar									
4	Defensivo									
5	Nível de atividade									
	Total									

S.NO	Organização do Estado	9	8	7	6	5	4	3	2	1
1	Nível de excitação									
2	Rapidez de acumulação									
3	Irritabilidade									
4	Responsabilidade dos Estados									
	Total									

S.NO	Sistema autónomo	9	8	7	6	5	4	3	2	1
1	Tremor									
2	Estrelas									
3	Responsabilidade de cor da pele									
4	Sorrisos									
	Total									

S.NO	Itens suplementares	9	8	7	6	5	4	3	2	1
1	Qualidade do estado de alerta									
2	Custo da atenção									
3	Facilitação do examinador									
4	Irritabilidade geral									
5	Robustez e resistência									
6	Regulamentação estatal									
	Total									

CRITÉRIOS DE PONTUAÇÃO:

9 - Paragem dos movimentos corporais; alguma diminuição dos pestanejos e das alterações respiratórias após 1-2 apresentações dos estímulos.

8 - Paragem dos movimentos corporais; alguma diminuição dos pestanejos e das alterações respiratórias após 3-4 apresentações dos estímulos.

7 - Paragem dos movimentos corporais; alguma diminuição dos pestanejos e das alterações respiratórias após 5-6 apresentações dos estímulos.

6 - Paragem dos movimentos corporais; alguma diminuição dos pestanejos e das alterações respiratórias após 7-8 apresentações dos estímulos.

5 - Paragem dos movimentos corporais; alguma diminuição dos pestanejos e das alterações respiratórias após 9-10 apresentações dos estímulos

4 - Não foi observada paragem completa em 10 ensaios. Os movimentos corporais estão presentes mas há uma diminuição do nível de reatividade. Os movimentos do corpo estão atrasados.

3   -   Não complete encerramento observado mais de 10 ensaios.
Diminuição das respostas, mas as respostas estão presentes

até à última tentativa.

2 - Não se observa qualquer paragem com aumento gradual das

respostas. Podem ocorrer sobressaltos após a última

tentativa.

1 - Não foi observada nenhuma paragem e um artigo tem de ser

descontinuado quando o bebé entra num estado de stress

fisiológico, por exemplo, apneia, sobressaltos, tremores.

REFLEXOS NEONATAIS

S.NO	Reflexos	1	2	3
1	Plantar			
2	Babinski			
3	Clonus do tornozelo			
4	Enraizamento			
5	Chupando			
6	Glabella			
7	Resistência passiva. - pernas			
8	Resistência passiva. - armas			
9	Palmar (preensão da mão)			
10	Colocação			
11	De pé			
12	Andar a pé			
13	Rastejando			
14	Incursão			
15	Tónico dev. - cabeça e olhos			
16	Nistagmo			
17	TNR			
18	Moro			
	TOTAL			

PONTUAÇÃO:

i. Diminuído

ii. Normal

iii. Exagerado.

APÊNDICE IV

PONTUAÇÃO DO APGAR

A- Aspeto

P- Frequência de pulso

G- Grimace

A- Atitude do membro

R- Frequência respiratória Pontuação total - 10

SINAL	PONTUAÇÃO		
	0	1	2
Cor	Pálido / azul	Extremidades - azul	Completamente cor-de-rosa
Frequência cardíaca	Ausente	<100/min	>100/min
Reflexos	Sem resposta	Grimace	Tosse/espirro
Tónus muscular	Flácido	Flexão ligeira	Completo flexão
Respiração	Ausente	Fraco	Bom choro

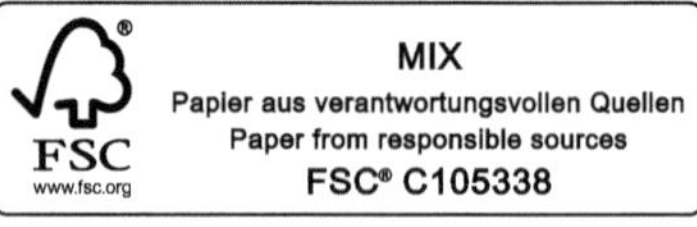

Printed by Books on Demand GmbH, Norderstedt / Germany